97
d 140

AF299796

RÉFLEXIONS

SUR LA

TUBERCULISATION PULMONAIRE

A PROPOS D'UNE LECTURE DE M. BRIAU

FAITE A LA SOCIÉTÉ D'HYDROLOGIE MÉDICALE DE PARIS

PAR

Le docteur HÉDOUIN

Membre titulaire de la Société d'hydrologie médicale de Paris,
Membre correspondant des Sociétés de médecine
de Lyon, de Bordeaux et de Rouen.

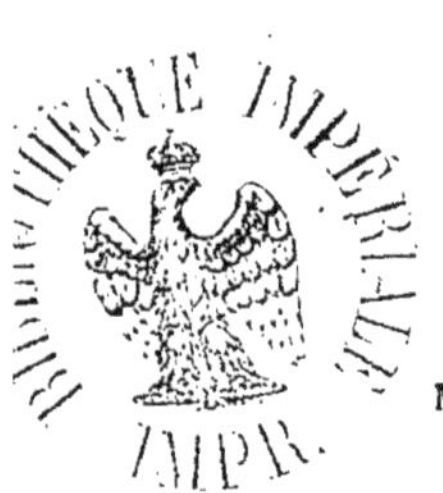
BIBLIOTHÈQUE IMPÉRIALE
IMPR.

———◦◦◦———

PARIS

IMPRIMERIE DE L. MARTINET

RUE MIGNON, 2

1859

RÉFLEXIONS

SUR LA

TUBERCULISATION PULMONAIRE

MESSIEURS,

Vous avez entendu les réflexions intéressantes que vous a faites M. Moutard-Martin au sujet du travail de notre savant collègue M. Briau. Tout en partageant la manière de voir de M. Moutard-Martin, qui, ainsi que M. Bourdon, ne met pas en doute que les malades dont M. Briau vous a entretenus ne fussent atteints de tubercules en très petite quantité, je m'éloignerai peut-être un peu de son opinion en ajoutant que je regarde comme très fréquente cette tuberculisation naissante, limitée à une première ou à une deuxième apparition, et qui n'est pas révélée par les signes propres aux grandes cavernes. Permettez-moi d'entrer dans quelques détails à ce sujet.

Après avoir lu avec attention le travail de M. Briau, il m'est resté cette impression : c'est que notre collègue semble n'admettre comme tuberculeux que les malades chez lesquels on peut constater du souffle ou du gargouillement ; de là son hésitation à formuler un diagnostic précis, quand il s'est trouvé seulement en présence de certains symptômes qui ont disparu très rapidement sous l'influence de la médication par les Eaux-Bonnes.

M. Moutard-Martin nous a démontré de la manière la plus évidente la possibilité de l'existence et de la guérison de l'affection tuberculeuse *très limitée;* pour ma part, je crois rester en dehors de toute exagération en regardant cette maladie comme très fréquente. En effet, quoi de plus ordinaire que de constater dans nos examens anatomiques ces petits noyaux crétacés, de volume variable, et qui sont les résidus évidents de tubercules anciennement guéris. Nous savons que les médecins qui les ont recherchés dans les hospices de vieillards les ont trouvés dans la presque totalité des cas à la Salpêtrière, et dans la proportion des quatre cinquièmes à Bicêtre.

Pour établir le diagnostic de cette tuberculisation limitée, susceptible de guérison, on est le plus souvent privé de signes physiques ; cependant, parmi les signes rationnels qui peuvent faire soupçonner la maladie, il en est un que je regarde comme précieux, et qui, pour moi, a presque la valeur d'un signe physique, je veux parler de la douleur sus-thoracique spontanée ou provoquée. Cette douleur qui a son siége dans un des trois premiers espaces intercostaux, et que l'on constate plus fréquemment dans le deuxième, se rattache au travail inflammatoire du nerf intercostal correspondant; elle est, en quelque sorte, l'avertissement de la *naissance* du tubercule.

Cette douleur sus-thoracique, que l'on peut constater chez presque tous les sujets atteints de tuberculisation au début, lorsque surtout on la provoque par la pression, ne peut guère être rattachée à une autre maladie que l'affection tuberculeuse.

On peut la rencontrer, il est vrai, dans la pneumonie qui affecte le sommet du poumon, mais alors il y a d'autres symptômes qui n'existent pas dans les cas dont il s'agit.

Dans la bronchite, on observe bien des douleurs thoraciques générales, qui sont des douleurs musculaires produites par des efforts de toux; mais la pression exercée sur un des premiers espaces intercostaux ne provoquera pas cette douleur qui me paraît être spéciale au début de l'affection tuberculeuse. J'ajouterai que, si l'on prend en considération l'extrême fréquence de cette douleur thoracique supérieure, et si on la met en regard de la même fréquence des traces de tubercules guéris et que nous trouvons à tout instant dans nos autopsies,

on est amené à considérer la douleur sus-thoracique comme un excellent signe de tuberculisation, même quand elle n'est que limitée ; et ce
qui me semble confirmer cette manière de voir,
c'est que fréquemment on constate la disparition
de la douleur qu'on avait provoquée par la pression, chez des sujets qui avaient présenté des
symptômes de tuberculisation au début, ces symptômes ayant disparu sous l'influence de telle ou
telle médication.

Je rappellerai qu'il y a un autre symptôme
douloureux qui s'ajoute ordinairement à celui
dont je viens de parler pour annoncer la tuberculisation pulmonaire, et qui existe même dès le
commencement de la maladie ; je veux parler de
cette espèce d'hépatalgie sur laquelle notre collègue, M. Bourdon, a attiré le premier l'attention.

J'aborde maintenant une autre partie du tra-
travail de M. Briau, dans laquelle il nous dit
qu'il considère « la médication thermale sulfu-
» reuse comme une véritable pierre de touche à
» l'aide de laquelle la vraie nature de ces états

» morbides peut être reconnue, car elle amène
» la guérison du plus grand nombre de ces affec-
» tions ; » et M. Briau ajoute plus loin que les
Eaux-Bonnes lui paraissent avoir une action pour
ainsi dire élective sur les organes respiratoires.

Que M. Briau me permette de lui dire que je
ne puis être de son avis à l'endroit d'aucune de
ces deux assertions ; j'essayerai de lui dire pour-
quoi.

Tout en reconnaissant que la médication thermale sulfureuse est celle qu'on a raison de pré-
férer dans les cas de tuberculisation au premier
et au second degrés, de même que dans ces différents cas mal définis pour M. Briau, et qui pour
lui ressemblent à l'affection tuberculeuse, on
serait injuste en ne reconnaissant pas que les
eaux du Mont-Dore, par exemple, et d'autres
eaux minérales ont également guéri un nombre
assez considérable de tuberculeux.

Je suis du nombre de ceux qui croient peu à la
manifestation d'emblée des maladies représentées
par une lésion : chaque jour j'acquiers à cet

égard un élément de plus de conviction; je crois
qu'il existe le plus souvent entre la santé et la
maladie représentée par une lésion un état par-
ticulier trop souvent méconnu, et dans lequel les
fonctions digestives jouent un rôle important. Je
crois que les tuberculeux, de même que les
malades qui ont présenté ces symptômes de
dyspepsie qui simulent souvent une affection
thoracique, n'ont guéri aux Eaux-Bonnes, à Cau-
terets, à Saint-Sauveur, au Mont-Dore et dans
d'autres résidences thermales, que parce que ces
différentes eaux étaient celles qui convenaient à
ces malades pour relever leurs fonctions digestives altérées et faire disparaître les lésions qui ne
s'étaient manifestées que secondairement à cette
altération des fonctions digestives. Au reste, que
M. Briau veuille bien relire les observations qui
font partie de son travail, il verra que ses malades présentaient tous une diminution de l'appétit, et que dès qu'il note l'augmentation de
l'appétit, il indique immédiatement après que
l'état de ses malades s'est amélioré.

Je crois que cette manière d'envisager la pré-
paration des maladies représentées par une lésion
a de grands avantages, car le médecin ayant
constamment l'attention attirée sur l'indication
capitale à remplir, celle de relever les fonctions
digestives altérées, non-seulement prescrira la
médication qui lui paraîtra la meilleure pour
obtenir ce résultat, mais encore se fera un auxi-
liaire puissant pour la guérison, en recherchant
les causes qui entretiennent le mauvais état des
fonctions digestives et en en conseillant la sup-
pression.

L'été dernier, à Saint-Sauveur, j'ai donné des
soins à un Anglais qui, comme beaucoup d'ha-
bitants de la Grande-Bretagne, faisait une grande
consommation de thé. Ce malade, âgé de trente-
cinq ans environ, présentait des signes physiques
de tuberculisation au second degré : dans le côté
droit de la poitrine on entendait des bulles dis-
séminées, mais très évidentes (ce qu'on appelle
plus souvent des craquements humides); dans
le côté gauche, je constatais l'existence d'une

petite caverne à l'aide du souffle et du gargouillement qui s'y trouvaient. Il avait maigri
d'une manière notable ; il toussait souvent, mais
sa toux n'était que rarement suivie d'expecto-
ration ; son appétit avait diminué, comme je
m'en suis assuré en établissant avec lui, et comme
j'ai l'habitude de le faire, des points de compa-
raison entre ce qu'il prenait comme aliments et
ce qu'il mangeait à différentes époques anté-
rieures ; car pour beaucoup de malades et pour
beaucoup de médecins, manger et avoir de l'appétit ont la même signification, ce qui pour moi
est loin d'être la même chose. Je prescrivis à ce
malade de faire usage le matin et l'après-midi
d'eau de Hontalade à petites doses, je lui conseillai
de faire de fréquentes promenades à cheval et au
pas, et j'insistai d'une manière formelle pour
qu'il renonçât à boire les cinq ou six tasses de thé
qu'il prenait tous les jours. J'obtins l'exécution
complète de ma prescription. Après peu de jours,
la toux avait beaucoup diminué ; la semaine
suivante, le malade mangeait avec plus de plaisir ;

son sommeil, qui antérieurement était souvent interrompu par des quintes de toux, était redevenu bon ; on n'entendait plus de bulles du côté droit de la poitrine. Au bout d'un mois, le malade avait repris de l'embonpoint ; à l'auscultation on n'entendait plus de gargouillement ; seulement un mois plus tard, quand il a quitté Saint-Sauveur, il y avait de l'expiration prolongée qui me prouvait que la petite explosion tuberculeuse toute locale avait parcouru ses périodes, puisqu'elle avait dépassé le troisième degré.

Le cas que je viens de citer peut être rangé parmi ceux de guérison d'affection tuberculeuse bien évidente, et qu'on regarde généralement comme rares. L'eau minérale, dont mon malade a fait usage pendant au moins six semaines, a eu une action très efficace sur le rétablissement de ses fonctions digestives ; mais j'ai la conviction que celui-ci m'a beaucoup aidé dans l'obtention du résultat, en consentant à supprimer une habitude alimentaire qui était certainement chez lui la principale cause de la diminution de l'appétit qui avait déterminé l'anémie globulaire favorable au développement de la tuberculisation. Au reste, beaucoup de médecins n'hésitent pas à regarder l'abus du thé comme une des puissantes causes de la tuberculisation en Angleterre, où l'on sait qu'elle compte pour un tiers dans la mortalité.

Après avoir développé devant vous, Messieurs, comment je comprends la diathèse qui prépare l'affection tuberculeuse, comment j'envisage l'évolution et le traitement de cette maladie, j'ai la crainte de ne pas me rencontrer en communauté d'opinion avec le plus grand nombre d'entre vous : je sais combien de médecins tiennent à la lésion, comme affection spontanée et indépendante de toute altération des fonctions digestives. Aussi voyons-nous souvent l'annonce d'un médicament nouveau avec lequel on a la prétention de guérir la tuberculisation. Cette manière de voir a été tellement générale, qu'on a été jusqu'à instituer une médication respiratoire avec une confiance dont le moindre inconvénient est la déception, car on a oublié que dans l'étio-

logie de l'affection tuberculeuse on a noté avec
raison la présence d'irritants dans les voies pul-
monaires. Chez un malade tuberculeux, il y a
pour moi autre chose que le tubercule ; il existe
antérieurement un état d'anémie globulaire à
faire disparaître, et l'on n'arrive pas à ce résultat par l'emploi d'un médicament isolé, mais
bien en instituant une méthode thérapeutique,
c'est-à-dire un ensemble de moyens variables
suivant les tolérances et les tempéraments qui
puissent produire la guérison.

Nos eaux minérales, si différentes les unes des
autres, représentent un admirable ensemble de
ces moyens thérapeutiques dont l'action plus ou
moins complexe vient dissiper la tuberculisation,
lorsque celle-ci n'a pas encore envahi des por-
tions trop considérables de l'organe pulmonaire.
Ces moyens sont, en dehors de l'action propre
de l'eau minérale : le changement d'air, de nour-
riture, la tranquillité d'esprit, les promenades
modérées, etc., etc.

Les différents moyens que l'on recommande

depuis longtemps pour dissiper l'altération des fonctions digestives produisent le même résultat dans les cas de tuberculisation : mais ici les fonctions digestives ne peuvent être ranimées sans qu'il en résulte une amélioration plus ou moins notable de l'affection tuberculeuse.

www.ingramcontent.com/pod-product-compliance
Ingram Content Group UK Ltd.
Pitfield, Milton Keynes, MK11 3LW, UK
UKHW020203080726
13614UKWH00006B/2602